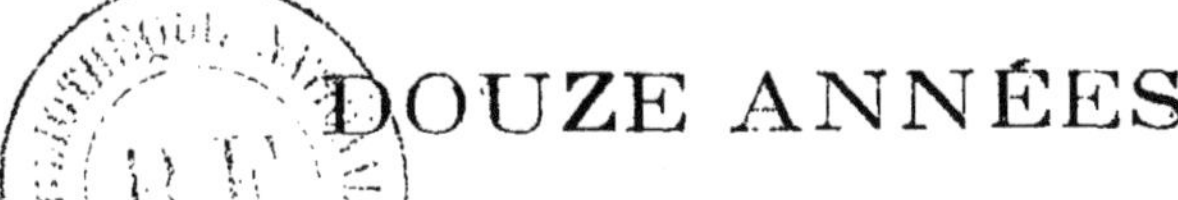

DOUZE ANNÉES

DE LA

MÉDECINE DES PAUVRES

DANS LA 97me CIRCONSCRIPTION DE MÉDECINE CANTONALE

DU DÉPARTEMENT DE LA SARTHE

ESQUISSE DE GÉOGRAPHIE ET DE TOPOGRAPHIE MÉDICALES

PAR

Le docteur C. CHARBONNIER

Membre correspondant de la Société d'Agriculture, Sciences et Arts de la Sarthe
Médecin cantonal, — Membre et Secrétaire du Conseil d'hygiène de l'arrondissement de Saint-Calais,
Médecin des prisons de ladite ville, — Médecin des enfants assistés de la Seine,
Médecin inspecteur de la Société protectrice de l'enfance,
Correspondant national de la Société de médecine légale, etc., etc.

LE MANS

TYPOGRAPHIE ED. MONNOYER, LIBRAIRE-ÉDITEUR

1870

AVANT-PROPOS

L'histoire de notre département a vu son vaste champ cultivé avec ardeur, et la récolte des savants chercheurs qui l'ont fouillé et retourné, sans toutefois l'épuiser, a été riche et abondante. — Les origines, l'histoire des localités, les légendes, l'archéologie, la langue, ont tour à tour été scrutées et mises au jour par d'infatigables travailleurs. — Leurs travaux composent le trésor dont s'est faite gardienne, dans son *Bulletin*, la Société d'Agriculture, Sciences et Arts du département de la Sarthe.

Il est une branche de l'histoire qui y fait complétement défaut ; soit qu'elle ait paru sans attraits, soit, je le crois plutôt, qu'elle ait effrayé par ses difficultés, par sa nouveauté, ceux qui bien certainement, comme moi, ont dû se trouver tentés par l'importance et l'utilité qu'elle présenterait, si, cultivée avec soin, on l'amenait à déceler tout ce qu'elle retient de leçons dans le passé, d'instructions dans le présent, d'avertissements pour l'avenir. Je veux parler de l'histoire médicale de la Sarthe, œuvre considérable, au-dessus des forces d'un seul ; mais qui, proposée à tout le corps médical du département, deviendrait sinon facile, du moins possible, par la réunion de ses observations limitées à la région de sa pratique de chaque jour.

Le Dr Mordret avait espéré pouvoir essayer cette histoire ; nul plus que lui n'en était plus capable ; en faisant ressortir les bienfaits de la médecine cantonale, il signalait qu'un de ses résultats, qu'il ne range qu'en seconde ligne, « a été de permettre d'établir chaque « année les bases de la constitution médicale du « département ; de signaler les causes générales ou spé- « ciales d'insalubrité dans chaque localité ; d'étudier « certaines endémies, de faire connaître les opinions « médicales des médecins sur la nature de telles ou « telles affections ; ou les moyens de traitement qui « leur réussissent le mieux. La médecine cantonale a « créé une sorte de lien scientifique entre les méde- « cins du département, et cela, au bénéfice des popu- « lations. » (*Rapport de la Médecine des pauvres pour* 1866.)

Nul plus que moi n'est plus prêt à applaudir aux bienfaits de cette institution à laquelle je n'ai cessé de prêter mon concours, et à reconnaître la justesse des paroles que je viens de citer ; mais ce n'est pas assez : je voudrais que ce lien scientifique fût utilisé, et qu'on le fît concourir à une œuvre qui, pour n'avoir pas trouvé de modèle, ne manquerait pas d'imitateurs. Je veux parler de l'histoire médicale de notre pays, comprenant la nosographie topographique et les constitutions médicales. Que chaque médecin résume son exercice, ses observations, depuis la fondation de la médecine cantonale dans sa circonscription, et bientôt l'œuvre, dont l'intérêt et l'utilité se démontrent d'eux-mêmes, n'attendra plus que le coordonnateur tout trouvé, dans le savant et zélé secrétaire du Comité consultatif.

C'est dans cet ordre d'idées que je me suis hasardé

à tracer l'esquisse que je présente à la Société. C'est à mon confrère et ami Mordret que j'en dois attribuer l'initiative. Dans son rapport sur le service médical des pauvres en 1864, voici comment il s'exprimait : « L'an-« née qui commence, écoulée, il y aura dix ans que la « médecine cantonale fonctionne dans notre départe-« ment. Il nous a semblé qu'il y aurait lieu de résumer « les faits accomplis et de présenter, dans notre pro-« chain rapport, un aperçu général de la constitution « médicale pendant ces dix années. Nous avons la « confiance que nos confrères voudront bien nous y « aider en esquissant eux-mêmes, rapidement, la con-« stitution médicale de chacune de leurs circon-« scriptions. »

J'adoptai complétement l'idée contenue dans cet appel et, vers la fin de l'année 1865, j'adressai à mon confrère un petit opuscule qui s'est égaré depuis, et qui fut le germe du travail que je présente. L'appel du Secrétaire du Comité consultatif de la Médecine cantonale ne fut pas entendu, car dans son rapport pour l'année 1865, il dit : « Nous avions demandé à MM. les « Médecins cantonaux de vouloir bien nous adresser un « résume très-sommaire de leurs observations pendant « les dix années qui viennent de s'écouler. Un cer-« tain nombre a répondu à notre appel, d'autres ont « demandé des explications, d'autres enfin n'ont rien « dit. Nous remercions les premiers et leur disons ainsi « qu'à tous, que nous nous proposons, dès que nous « aurons recueilli les documents nécessaires, d'essayer « l'esquisse de la topographie et de la géographie mé-« dicales du département. Ce travail, s'il peut être « mené à fin, sera, nous l'espérons, utile à tout le

« monde ; il se relie normalement à l'institution de la « médecine cantonale. Nous serons donc personnelle- « ment obligé à tous ceux de nos confrères qui vou- « dront bien nous y aider. Chacun comprend la ques- « tion à sa manière, chacun la traitera à sa manière ; « tracer un cadre, ce serait limiter l'initiative indivi- « duelle. Toutefois, qu'il nous soit permis d'appeler « l'attention sur la disposition du sol, et sur sa nature, « sur les cours d'eau, le boisement, la culture, l'indus- « trie, l'état d'aisance ou de pauvreté, la nourriture, « les habitudes morales des populations, le climat, la « météorologie.

« Quant aux maladies, ce sont les documents qui « nous manqueront le moins, grâce à la collection des « rapports de dix années. Cependant, il serait utile que « chaque médecin, rappelant ses souvenirs, voulût « nous aider à ce dépouillement et nous faire part de « ses réflexions. Il va de soi que pour de tels rensei- « gnements, il ne conviendrait pas de se renfermer dans « la limite de sa circonscription de médecin cantonal, « mais de dire ce qu'on sait des différentes localités où « l'on exerce. Encore une fois, nous ne demandons sur « toutes ces choses que des notes sommaires, des jalons « que tout homme habitué à l'étude et à l'observation « peut tracer sans beaucoup de peine en recueillant ses « souvenirs. »

Cet appel ne fut pas plus entendu que le premier, et pourtant il n'était pas bien exigeant, et, tout en se défendant de tracer un cadre, il en indiquait un excellent, inspiré des sages préceptes du savant Virey en pareille matière. (Article *Constitution médicale* du *Dictionnaire des sciences médicales.*)

C'étaient ces mêmes principes que j'avais tenté d'appliquer à l'étude qu'un an auparavant j'avais faite de ma circonscription. Mon premier manuscrit, noyé dans les cartons de la Préfecture, ne comprenait que l'histoire de huit années de ma pratique médicale. Ce nouveau travail ne s'arrête que trois ans après ; c'est-à-dire que j'y ai fait entrer l'espace compris de 1865 à la fin de 1868.

Ce n'est qu'une esquisse bien imparfaite, un simple essai. Le temps fera peut-être germer et grandir la graine que je sème aujourd'hui ; en tout cas, je désire que mon exemple soit suivi, que chacun de mes confrères essaye, comme je le fais, de tracer l'histoire de sa circonscription, et de ses matériaux réunis, de plus compétents ou plus infatigables travailleurs ne tarderont pas à édifier un monument qui, je l'ai dit déjà, ne manquera pas d'imitateurs.

Ce travail est nouveau, et n'a pas eu, que je sache, de précédents. Non pas que je veuille dire que la littérature médicale ait été négligée dans notre pays. Les épidémies ont trouvé d'éloquents narrateurs, depuis Vétillart jusqu'à nos jours, et les monographies des Gendron, des Lepeltier, des Moriceau et tant d'autres praticiens seraient là pour me démentir.

A défaut d'auteurs à consulter, j'ai dû pour ce travail recourir avant tout à mes notes et observations quotidiennes de médecine des pauvres. J'ai étudié les localités, leurs habitants, et les ai jugés sévèrement parfois, mais, je puis le dire, sans parti pris d'avance, et, je le crois, toujours avec justice. J'ai puisé en outre d'utiles renseignements dans les auteurs qui se sont occupés de la géographie et de la statistique de notre département. Je citerai entre autres Cauvin, *Statistique de l'arrondissement de Saint-Calais*, et Pesche, *Dictionnaire statistique du département de la Sarthe*, ouvrage estimable, un peu vieilli, qui aurait besoin d'être revu, corrigé et peut-être considérablement diminué. Besogne difficile, dont l'utilité devrait tenter une réunion d'hommes aussi compétents que celle qui compose la Société d'Agriculture, Sciences et Arts du département de la Sarthe.

DOUZE ANNÉES

DE LA

MÉDECINE DES PAUVRES

DANS LA 97me CIRCONSCRIPTION DE MÉDECINE CANTONALE

DU DÉPARTEMENT DE LA SARTHE

ESQUISSE DE GÉOGRAPHIE ET DE TOPOGRAPHIE MÉDICALES

GÉNÉRALITÉS.

La 97e circonscription de la médecine cantonale de la Sarthe m'a été confiée le 24 novembre 1857. Elle se compose de la ville et commune de Saint-Calais (pour un tiers) et des communes de Saint-Gervais-de-Vic, du canton de Saint-Calais; de Berfay et de Valennes, du canton de Vibraye.

Cette circonscription fort étendue, dont les communes sont loin de se tenir, est rejetée à l'extrémité du département. Elle occupe un espace à peu près compris entre le 1er degré 28 minutes 40 secondes et le 1er degré 30 minutes 25 secondes de longitude occidentale du méridien de Paris, entre le 48e degré 10 minutes 10 secondes et le 47e degré 1 minute 2 secondes de latitude septentrionale, d'après les données du *Dictionnaire* de Pesche.

La population n'offre pas de particularités tranchées à

signaler, l'aisance est assez générale, il y a peu de fortune. Les habitations sont dans de bonnes conditions hygiéniques et partout, sauf de rares exceptions, on reconnaît les habitudes d'ordre et de propreté ; c'est ce qui fait que, dans nos contrées, la pauvreté n'a point cette livrée repoussante qu'elle porte dans tant de pays : il est vrai que la véritable misère n'existe pas chez nous, car je ne connais pas de localité où l'assistance soit plus largement dispensée.

La taille, la constitution, la santé se tiennent généralement dans la moyenne ; le langage est assez correct, mais il est déparé par un accent qui, pour s'éloigner de l'accent manceau et se rapprocher de celui du vendômois, n'en est pas plus agréable. On y remarque un grand nombre de tours de phrase, de mots vieillis que l'on ne retrouve que dans Rabelais et les écrivains de son époque.

L'instruction est assez recherchée dans la ville, elle l'est beaucoup moins dans les campagnes. Il faut noter que c'est dans les communes les plus aisées que les parents se montrent les moins empressés à faire jouir leurs enfants de ce bienfait. Ainsi, Berfay, commune pauvre, envoie à l'école bien plus d'enfants que Valennes, commune aisée. Dans cette dernière, c'est à peine si l'année scolaire dure plus de six mois pour les garçons. Sitôt les communions faites, on les maintient au travail de la ferme, et ils ne jouissent même pas du bénéfice des cours d'adultes. Pour les filles, les conditions sont meilleures.

Les mœurs sont, en général, bonnes et douces. Peu d'ivrognerie. Tendance marquée des femmes de la ville pour les boissons alcooliques. Peu de querelles, presque jamais de rixes. La jeunesse n'est pas bruyante, ses plaisirs se bornent à la danse de loin en loin.

L'alimentation laisse généralement beaucoup à désirer. Peut-être y trouverait-on la cause de l'apathie physique et morale de nos populations. Il faut pourtant noter que le peuple se nourrit mieux depuis une vingtaine d'années. La viande est encore presque un objet de luxe pour l'habitant de nos campagnes.

Dans la ville de Saint-Calais, la boucherie est détestable; l'ouvrier commence à la faire entrer beaucoup plus dans son alimentation quotidienne; des légumes, la salade et le fromage en font le complément. Le pain est d'excellente qualité. Les fruits ont une part trop grande dans la nourriture de nos habitants. Les boissons sont généralement bonnes; l'eau, le vin et le cidre en forment la base. L'ouvrier calaisien a longtemps résisté à user de viande; à maintes reprises, l'industrie charcutière a tenté de s'acclimater dans la ville; elle a toujours été contrainte de reculer, faute de consommateurs.

Dans les campagnes, l'alimentation est presque exclusivement végétale : le laitage, les fruits, les légumes. Le pain pétri et cuit dans les fermes est de bonne qualité. Le porc salé, la viande de boucherie, en minime proportion, sont réservés pour les grands jours, aux fêtes ou durant la moisson. Pourtant l'usage de la viande est en progrès.

Les journaliers et indigents n'usent guère de viande qu'en état de maladie; une nourriture végétale, du cidre chez les heureux ou dans les années d'abondance, un pain d'assez bonne qualité en constituent le fond. Il est à déplorer que, dans beaucoup d'habitations, l'eau ne soit pas meilleure. Dans un nombre encore assez considérable de petites fermes ou de maisons, il n'y a ni puits ni fontaine; les habitants sont obligés de disputer à la gent batracienne, pour s'abreuver, l'eau pluviale que des trous, sortes de citernes naturelles à l'aspect fangeux, leur conservent.

Nos journaliers sont peu habitués à la viande, beaucoup ne l'aiment même pas; ils mangent peu de pain *cru* (ils appellent ainsi le pain non trempé); ils préfèrent les soupes, les rôties, les *miots* au cidre ou au vin. Cette préférence se manifestait d'une façon souvent nuisible pour leurs santés, alors qu'ils allaient en Beauce faire la récolte (usage jadis très-répandu, aujourd'hui beaucoup moins). Au bout de quelques jours, la nourriture plus substantielle qu'ils y recevaient, ne leur convenant plus, ils jetaient leur viande cuite à travers champs et se nourrissaient en mouillant leur pain avec la minime ration de vin qu'ils recevaient chaque matin, ils y ajoutaient de l'eau et un peu de sucre. Évidemment, la viande était préférable ; ils en eussent retiré plus de forces et plus de résistance aux causes débilitantes dues à l'excès de fatigues et à la chaleur.

Nos campagnes présentent un fait bien des fois constaté, c'est qu'à mesure que l'aisance se répand, on voit diminuer ces nombreuses familles qui, disait-on jadis, faisaient la richesse des fermiers ; on ne les rencontre plus, de nos jours, que chez les indigents. Aussi les bras manquent à la culture, les domestiques se font de jour en jour plus rares, et leurs gages éprouvent une ascension continuelle. Les fermiers verront bientôt le plus clair de leur gain passer à les solder.

A la ville, comme dans les bourgs, on ne trouve plus guère d'ouvrières à la journée ; les femmes préfèrent travailler chez elles aux confections, aux gants, aux corsets pour Paris et l'exportation. Elles y gagnent moins, sont forcées de se nourrir (Dieu sait de quelle façon !), mais elles sont libres et peuvent tout à leur aise jeter leur mince salaire aux pieds de l'idole du luxe qui, aux champs comme à la ville, étend ses dangereux et continuels envahissements.

BERFAY.

Berfay, à 8 kilomètres de Saint-Calais, est borné au nord par Vibraye, à l'est par Valennes, au sud par Conflans, à l'ouest par Conflans et Semur. Cette commune a à peu près la forme d'un ovale ; elle s'étend du nord-ouest au sud-est. Le bourg est situé au tiers de l'extrémité est.

Cette commune est arrosée par deux cours d'eau, à peu près secs l'été, ou ne laissant subsister que des flaques d'eau stagnante. Le Fresné coule du nord à l'est et sépare Berfay de Vibraye. Le Boutri coule de l'ouest à l'est en traversant le bourg.

Le sol montueux, coupé de vallons du nord-ouest au sud-est et jusqu'à l'extrémité de la commune, est généralement boisé. Terrains tertiaires offrant des sables quartzeux, du minerai de fer, autrefois exploité, aujourd'hui abandonné, de la marne à une assez grande profondeur. Terres assez grasses et fertiles vers l'est, sablonneuses et pierreuses, cultivées en céréales, bois et taillis.

Commerce agricole, bois et charbon ; petits cultivateurs peu aisés ; beaucoup s'établissent et au bout de quelque temps abandonnent la culture faute de ressources suffisantes. Les malheureux quittent leurs petites fermes en laissant aux propriétaires leur monture où s'étaient englouties leurs économies de domestiques. Ils se font journaliers. Pas de grandes exploitations, petits bordages. Population, 733 habitants ; en moyenne, 50 à 60 indigents.

Ce que nous avons dit des cours d'eau explique les affections palustres à types divers que l'on y observe, depuis la fièvre larvée jusqu'à la cachexie, principalement sur la lisière des bois et sur tout le parcours du Boutri.

La lisière des bois offre encore fréquemment les affections diphtéritiques, surtout au voisinage des coupes faites l'année précédente. Le sol, mis à nu, soumet une foule de corps végétaux et animaux à l'action de la lumière et de la chaleur; ces corps périssent, fermentent pendant l'été, et à l'automne surgissent des émanations qui se traduisent par les affections que je signale. Après des étés chauds et humides, je n'ai souvent pu expliquer autrement la venue de la diphtérite chez les habitants riverains des bois. L'hygroma et l'hydarthrose du genou sont fréquemment constatés chez les femmes qui vont couper l'herbe dans les bois. En outre de la station sur un genou, j'attribue ces affections à l'humidité qui y règne.

Berfay, en douze années, a été grêlé deux fois. Les épidémies observées ont été la grippe en 1858, la dyssenterie adynamique en 1859, la rougeole en 1860, la dyssenterie localisée dans un hameau en 1861, la rougeole en 1862, la cholérine en 1864, la variole, la fièvre typhoïde et la dyssenterie, ces deux dernières localisées et sans extension, en 1865; la coqueluche, venue de Vibraye, sévissant dans les bois d'abord, puis envahissant le bourg pour s'élancer sur Conflans et de là dans les communes voisines, où elle sévit encore en 1868-1869.

En somme, la santé n'est pas mauvaise à Berfay, il n'y a pas d'endémie spéciale, sauf les affections palustres au voisinage des bois. Pour le bourg, grâce aux améliorations apportées au Duit et à celles que réclame le Boutri, que nous étudierons en parlant de Valennes, il n'y a pas de causes d'insalubrité. Le chiffre de la mortalité des enfants semble hors de toute proportion, il s'explique par l'industrie nourricière très-répandue dans le pays. Les pauvres petits Parisiens n'y sont pas soignés quand ils sont malades, et les soins qu'ils reçoivent en santé sont mal donnés et peu hygiéniques. Les nourrices sont raccolées sans contrôle, les unes sont incapables, les autres souvent indignes. Il y a de la part de l'administration une inconcevable incurie (1).

Les habitations du bourg sont dans de bonnes conditions, on n'en saurait dire autant de celles des fermes et des chaumières répandues autour du centre commun : partout, insouciance, incurie, ignorance et mépris des plus simples préceptes d'hygiène; espace restreint, encombrement à l'intérieur; au dehors, eaux croupissantes, fumiers à la porte des habitations. On a beau donner des conseils, la maladie a beau distribuer ses cruels avertissements, rien n'y fait, la routine est plus forte et les errements dangereux se perpétuent.

J'ai remarqué que les épidémies signalées ont, en général, peu sévi sur la classe indigente.

Population calme, rangée, saine et robuste, peu aisée. Les habitants, au voisinage des bois, se livrent presque tous au braconnage.

(1) Depuis que ceci a été écrit, la position s'est améliorée, grâce aux mesures prises par M. le préfet Malher, dans son arrêté du 22 juin 1869, prescrivant aux maires la surveillance des enfants, en même temps que plus de sévérité dans le choix des nourrices.

SAINT-CALAIS.

Saint-Calais a sa commune bornée au nord par Conflans, au nord-est par Rahay, à l'est par Marolles, au sud par Saint-Gervais-de-Vic, à l'ouest par Sainte-Cérotte et au nord-ouest par Montaillé. Elle s'étend de toutes parts dans la campagne, sauf à l'est, où elle est très-circonscrite ; elle affecte une forme qui se rapprocherait d'un triangle, si une partie de son territoire ne formait un apppendice s'allongeant démesurément vers le nord-est, puis directement au nord.

Le territoire est traversé du nord au sud par la rivière d'Anille.

La ville, bâtie dans un vallon étroit au fond duquel coulent l'Anille et son canal de dérivation, entre diverses collines arrondies, s'étend jusque sur le penchant de deux collines de l'est à l'ouest. Jolie petite ville, bien bâtie, bien aérée, propre, en progrès constant. Sa longueur est d'environ 1,800 mètres du nord au sud ; sa largeur de 450 à 500 mètres de l'est à l'ouest.

L'Anille, avant d'entrer en ville, reçoit divers ruisseaux : le Pirot, venant du nord-ouest, et les ruisseaux de la Brosserie et de la Borde-Oizé, venant du nord-ouest et de l'ouest ; la Carie, arrivant du nord, puis se dirigeant au sud-ouest. Le ruisseau de la Chasse-Louvière, venant de l'ouest, se jette dans le canal. Tous ces ruisseaux coulent au fond de vallons assez fortement encaissés. Le canal et la rivière sont peu fournis d'eau ; l'écoulement manque au canal, il existe en maints endroits des attérissements recouverts de végétaux, mais les vases ne sont jamais à découvert.

Terrain à surfaces inégales, entrecoupé de vallons formés par les deux collines qui suivent parallèlement le cours de l'Anille. Système géologique consistant en un plateau de terrain crétacé où se trouvent le tuffau et la pierre à chaux, le calcaire chlorité ou grès vert, de la marne blanche et grise, des sables ferrugineux.

Les vents qui dominent sont ceux du sud et de l'ouest pendant l'été, l'automne et la fin de l'hiver; ceux du nord et de l'est en plein hiver et à la fin du printemps. Les orages et la grêle sont peu fréquents : les orages se trouvent divisés et emportés partie sur la vallée de la Braye à l'est, partie sur la région des bois située vers le nord-ouest.

Les saisons ont souvent donné les résultats suivants : le printemps, très-variable, pluie, vent, gelées tardives; l'été, froid et pluvieux ; l'automne, souvent fort chaud à son début, puis froid; l'hiver, souvent humide et le plus souvent froid. Les années les plus chaudes ont été, depuis douze ans, 1859 et 1868. La plus froide a été 1867-1868. 1866 s'est fait remarquer par ses fréquents orages. L'élévation du sol est d'environ 100 mètres au-dessus du niveau de la mer. Dans une série d'observations faites durant 385 jours, du 11 avril 1817 au 30 avril 1818, par M. Bachelot, pharmacien à Saint-Calais, le maximum du baromètre a été de 79 centimètres, son minimum de 76 (1). Le thermomètre, au matin, a donné comme maximum + 18°, et comme minimum — 3°. A midi et à 3 heures du soir, le maximum a été + 23°, le minimum — 2°; les vents ont régné du nord au sud, par ouest, 677 fois ; du nord au sud, par est, 453 fois ; du sud, 25 fois; les jours de vent ont été de 300 ; ceux de pluie de 118; de brouillard de 64 ; de gelées blanches de 17 ; de tonnerre de 17 ; de grêle de 17. D'où il semblerait résulter, s'il ne fallait des observations plus longtemps prolongées pour avoir des données quasi certaines, que la température humide à laquelle on pourrait attribuer quelques-unes des affections locales, serait bien moins le résultat d'une prédominance météorologique aqueuse, que de l'abaissement du sol et des eaux qui le sillonnent et y stagnent.

La culture est assez avancée; sol argileux et argilo-calcaire,

(1) Il y a évidemment ici erreur soit par défaut de l'instrument ou par manque de réduction à 0° des hauteurs observées. (*Note du rédacteur.*)

quoique pierreux, propre aux céréales. Commerce purement agricole, le blé du pays est très-prisé sur les marchés de Chartres et du Mans.

L'industrie est presque nulle ; plus de fabriques de serges et d'étamines ni filature de laine ; tissus de cotonnade, tannerie, fabrique de gants, fours à chaux et à briques. Population, 3,740 habitants. En moyenne, 350 à 400 indigents.

Jadis, les prairies qui entourent la ville, les étangs aujourd'hui desséchés, devaient produire beaucoup d'affections palustres ; si j'en crois les dires d'un ancien pharmacien et d'un médecin mon parent, le sulfate de quinine et le quinquina comme fébrifuge étaient consommés beaucoup plus qu'aujourd'hui. Un autre, plus ancien praticien, M. Lussault, avait indiqué la fréquence des hernies et de la chlorose dans la population ouvrière adonnée au tissage de la laine, et il attribuait ces affections à la vie sédentaire et à l'emploi de l'huile dans la laine qu'ils tissaient. Aujourd'hui nous ne pouvons plus constater cette fréquence des hernies ; la fabrique incriminée a disparu. Quant à l'explication, nous ne l'acceptons pas du tout. Nous accuserions plutôt les mouvements des jambes et du corps sur les métiers, la débilitation générale amenée par la vie sédentaire, la mauvaise alimentation et l'humidité des caves où se tenaient les tisseurs. Plusieurs de ces causes suffisent à expliquer la fréquence de la chlorose qui est encore, pour les mêmes motifs, d'une fréquence extrême.

Les femmes, ajoute M. Lussault, y sont très-fécondes ; j'avoue n'avoir pas trouvé cela à Saint-Calais plus qu'ailleurs.

Le peuple de cette ville, poursuit cet observateur distingué, où il y a de l'aisance sans richesse, est bon, hospitalier et facile à conduire ; il est encore le même de nos jours. J'ajouterai qu'il est frondeur, un peu paresseux, routinier, apathique, et peu enclin au progrès et à l'industrie. Un trait distinctif de son caractère est sa facilité à se déplacer ; il quitte le pays, va tenter au loin la fortune ; mais il est rare qu'il ne vienne pas finir ses jours à l'ombre de son clocher natal. Notre pays se repeuple constamment d'expatriés volontaires qui, après vie gagnée, reviennent y jouir de leur aisance, heureux d'y finir leurs jours.

Les affections chroniques sont plus nombreuses que les aiguës. Les névralgies, névroses, rhumatismes y sont communs ; de même les gastralgies liées à la leucorrhée, sous la dépendance d'un état chlorotique ou anémique. Le lymphatisme est fréquent dans l'enfance, de même les affections catarrhales. Le choléra sporadique se montre presque chaque année. M. Lussault avait déjà signalé sa fréquence. Peu de croup, j'en ai vu seulement deux cas depuis près de treize ans que j'exerce la médecine. L'angine pseudo-membraneuse est assez rare : il n'en est pas de même des angines simple, striduleuse, pultacée et granuleuse.

Les épidémies d'enfants sont fréquentes. La salle d'asile, vaste établissement, semblant dans les meilleures conditions, leur sert de réceptacle et d'origine ; pas d'années que je n'y aie vu la rougeole, la varicelle, les oreillons, plus rarement la coqueluche.

Les épidémies graves s'attaquant aux adultes ont été rares. La fièvre typhoïde envahit, en 1856, le quartier du Cul-d'Oison ; en 1861, elle parcourt les rues de la Croix-de-Fer, des Murs et la place du Palais qui font suite à ce quartier ; en 1865, elle continue sa marche dans les rues de la Perine, du Gautray, de l'Image, la route de Vendôme, puis, passant sur la hauteur où s'élèvent les ruines du château, s'arrête à la Tuilerie, en respectant complétement le quartier pauvre de la Herse. Il est à remarquer que, dans ses apparitions diverses, chacune à quatre années d'intervalle, cette affection a fait successivement le tour des trois quarts de la ville.

Entre autres épidémies légères, nous avons eu à traiter, en 1858, la grippe, la varioloïde et la coqueluche ; en 1859, la cholérine, la dyssenterie, la rougeole, la fièvre typhoïde dans un quartier ; en 1860, la variole, les oreillons et la rougeole ; en 1861, les oreillons, la varicelle, la coqueluche, la dyssenterie et la cholérine; en 1862, la varicelle, la grippe; en 1863, l'angine pultacée, la rougeole, la grippe, la coqueluche, le choléra infantile; en 1864, la scarlatine, ou plutôt la scarlatinette et la varioloïde; en 1865, la fièvre typhoïde dans un quartier; en 1866, fin de ladite épidémie jusqu'en mars; en 1867, la coqueluche, la grippe et la rougeole; en 1868, la rougeole, remarquable, à la fin de l'épidémie, par sa prédilection pour l'âge adulte, la varicelle et la grippe. Pendant toutes les influences cholériques, depuis 1832 jusqu'à nos jours, Saint-Calais a toujours été à l'abri du fléau qui a fait des victimes dans ses environs, à Savigny (Loir-et-Cher) notamment.

Les fièvres éruptives sont, comme on le voit, très-fréquentes chez nos enfants. Je ne sais si le fait est connu dans la science, mais, depuis une dizaine d'années, il est un signe que j'ai noté, qui m'a rarement trompé et qui m'a sans cesse servi à pronostiquer l'imminence de l'apparition de ces affections (rougeole, variole, scarlatine) : c'est à l'inspection de l'arrière-gorge. Il est certain que 24 à 36 heures avant l'apparition de toute éruption à l'extérieur, on peut la reconnaître sur le voile du palais et l'arrière-gorge. Pour la rougeole, ce sera un pointillé en tout semblable à l'éruption future; pour la variole, les pustules sont manifestes; pour la scarlatine, l'éruption est tout aussi caractéristique. Par ce moyen j'ai pu bien des fois annoncer l'éruption cutanée avant même qu'il n'y eût aucun prodrome. C'était encore plus aisé quand il se montrait de la fièvre, de l'inappétence ou simplement de la tristesse. Je n'ai vu ce signe indiqué nulle part, mais je l'ai maintes fois constaté et utilisé.

J'ai vu de 1860 à 1866 deux affections extrêmement tenaces et contagieuses, simultanément localisées dans deux écoles de la ville. Tandis que l'herpès circinné sévissait sur les enfants de la salle d'asile, l'herpès tonsurant s'attaquait aux élèves de l'école communale. Ces affections disparurent et depuis lors je ne les ai plus observées.

En général, j'ai vu peu d'épidémies naître dans le pays; j'en ai vu s'y développer, apportées d'ailleurs; la dyssenterie, par exemple, a été ramenée de la Beauce où, autrefois plus qu'aujourd'hui, la population ouvrière allait faire la moisson ; la cholérine n'a pas eu d'autre source. Il n'y a pas réellement dans le pays de cause d'insalubrité à signaler.

En 1859, vers la fin d'octobre, j'ai vu plusieurs cas de fièvre typhoïde ; les unes graves, le plus grand nombre à forme muqueuse. Elles se montrèrent chez des ouvrières (ou chez les gens en rapports quotidiens avec elles) d'un atelier d'une fabrique de bonneterie, existant alors dans notre ville. Je visitai l'atelier; il était assez vaste, un peu bas d'étage, suffisamment aéré ; il n'y avait pas d'encombrement. Il ne renfermait que des femmes employées à la couture, toutes se plaignaient de la gêne occasionnée par l'odeur de l'huile de schiste dont on se servait pour éclairer l'atelier. Cette huile aurait-elle pu vicier l'air? Je l'ignore ; ce qu'il y a de certain, c'est qu'il n'y eut que les ouvrières de cet atelier d'atteintes, ou les gens qui vivaient avec elles, qui furent pris plus tard, et pour lesquels la contagion a été manifeste. Quant aux autres apparitions de la fièvre typhoïde, je les ai entendu expliquer par le fait de grands remuements de terre dans les quartiers envahis. C'est ainsi que j'ai entendu accuser la construction d'une vaste maison, rue du Vieux-Presbytère, d'avoir causé l'invasion du Cul-d'Oison en 1856; celle de la prison et de la gendarmerie, l'épidémie de 1861 ; enfin, l'ouverture du champ de foire et la construction de la halle, celle de 1865. Faudrait-il voir ici la cause étiologique de cette fièvre? Je n'en sais rien, je n'y crois guère. L'année dernière (1868), on a bien fouillé le sol de la ville dans toute son étendue, pour l'installation du gaz, et la fièvre typhoïde n'a pas fait une nouvelle apparition.

La santé publique est généralement bonne à Saint-Calais ; on y vit vieux, il est telle rue où je pourrais citer près d'une dizaine de vieillards ayant tous dépassé 90 ans. La moyenne des décès est de 75 par année. Depuis treize ans, une seule fois elle a été dépassée de plus d'un tiers. C'était en 1863, année pourtant fort saine. Il est à noter que durant ce laps de treize années, le chiffre des décès n'a cessé de primer sur celui des naissances, dont la moyenne se tient aux environs de 60 par année.

De mes douze années d'exercice, une seule est à citer pour la mauvaise constitution médicale de notre région, c'est l'année 1859; elle mérite une étude spéciale. Il y a eu bien plus de malades atteints, surtout à la suite des grandes chaleurs. Les mois de juillet, août et septembre, ont été les plus mauvais. A cette époque, la maladie d'un confrère accrut de beaucoup le champ de mon exercice. Les communes de Montaillé, Écorpain, Conflans, se firent remarquer par le grand nombre de leurs malades, presque tous atteints d'affections gastro-intestinales et surtout de dyssenterie. A Montaillé et à Écorpain, principalement chez les riverains des bois, j'ai eu à traiter toutes les manifestations de l'empoisonnement palustre; j'ai vu, entre autres, à Montaillé, deux cas de purpura hemorrhagica (une vieille femme et un tout jeune enfant) comme suite ou complication de la cachexie.

Dès le commencement de juin, les affections gastro-intestinales (embarras avec ou sans fièvre) se sont montrées en grand nombre; puis petit à petit des symptômes plus graves ont apparu, l'approche d'une influence morbide se faisait généralement sentir; enfin s'est manifesté un état pathologique bien tranché et complétement nouveau pour moi. C'était une affection gastrique, ou gastro-intestinale, accompagnée de phénomènes nerveux, violents maux de tête, vertiges, nausées, épigastralgie, parfois des vomissements considérables, coliques et souvent diarrhée. Le caractère dominant de cette affection, que j'ai proposé d'appeler *fièvre estivale,* était une adynamie franche; les malades ne voulaient prendre aucun aliment et des sueurs exagérées venaient accroître l'atonie générale. Les malades avaient une peine infinie à se rétablir. Les vomissements, bilieux d'abord, devenaient ensuite clairs comme de l'eau, mais très-acides. Les selles se faisaient remarquer par leur extrême fétidité. Souvent, en août, je leur ai vu prendre l'aspect cholériforme ou dyssentérique. J'ai eu beaucoup de malades, mais pas de décès.

Les purgatifs, les éméto-cathartiques au début, la diète, les boissons rafraîchissantes, un peu d'opium pour combattre l'insomnie persistante; enfin les toniques, largement administrés, m'ont rapidement donné raison, en un ou deux septenaires au plus, de cette affection que je n'avais jamais observée ni lue décrite nulle part; affection qui simulait des maladies bien plus graves, et dont le diagnostic était rendu facile par le peu ou même l'absence totale de fièvre accompagnant des symptômes parfois très-alarmants. A quoi attribuer cet état bizarre? Pour moi, c'est incontestablement aux chaleurs anormales de cette année. Est-ce à l'insolation prolongée, ou bien aux émanations de la terre surchauffée par le soleil, qu'on doit en rapporter la cause? Ce que je sais, c'est que les malades disaient qu'en faisant la moisson, alors qu'ils se tenaient courbés pour scier le blé, ils sentaient monter de la terre des bouffées de chaleur suffocantes qui les contraignaient à jeter de côté leurs chemises, seul vêtement conservé sur leur dos. De cette façon ils étaient directement, à nu, exposés à l'action du soleil, mais ils préféraient être rôtis qu'asphyxiés.

La dyssenterie, bénigne d'abord, a paru vers le 15 juillet, mais, le 29 du même mois, arrivait en ville un malheureux qui avait été faire la moisson en Beauce, lequel revenait mourir au milieu de tous les symptômes du choléra confirmé. Saint-Calais et sa banlieue (dans Loir-et-Cher, Savigny et Sargé), Coudrecieux, La Chapelle-Huon, Berfay et Valennes beaucoup moins, tout le pays, à cette époque, a payé une dette assez large à l'épidémie. Les cas cholériformes ont dominé au début, et tous ont été rapidement mortels.

L'épidémie a sévi pendant les mois d'août, septembre et octobre; elle semblait à chacun de ces mois revêtir une forme différente et prédominante. Ainsi, en août, la forme cholérique est assez fréquente à Saint-Calais, La Chapelle-Huon, Savigny

(Loir-et-Cher). Le passage de la dyssenterie à l'état adynamique ou putride était en quelque sorte la règle au mois de septembre (Coudrecieux surtout). On se croyait maître de la maladie, on s'attendait à la convalescence et l'on avait à combattre des phénomènes nouveaux, au moins aussi graves que les premiers. Alors se montraient les exsudations pultacées dans la bouche et le pharynx.

Au mois d'octobre, on observait les affections articulaires, les ophthalmies, et, fait remarquable, on voyait ces accidents surtout chez les malades les moins fortement atteints au début. Enfin, à la suite, j'ai eu à soigner plusieurs cas d'anasarque.

La contagion m'a paru partout et toujours évidente.

Chez deux jeunes femmes, j'ai vu la dyssenterie amener deux couches avant terme; chez l'une, à 7 mois 1/2, l'enfant naquit vivante, ayant tous les symptômes de la maladie maternelle; elle guérit, mais deux mois après, elle succombait aux progrès d'une débilité congénitale que n'avait fait qu'accroître l'état de maladie.

Les évacuations étaient glaireuses, sanguinolentes, sanglantes chez certains sujets. Je les ai vues chez trois enfants, entièrement constituées par des vers isolés ou en paquets ; ces cas furent mortels. Venaient ensuite les selles noirâtres, très-fétides. Dans certains cas, elles étaient vertes et ressemblaient à certaines eaux croupissantes ; on y voyait des matières floconneuses ressemblant à des mousses.

L'angine ne m'a pas paru de nature pseudo-membraneuse, elle avait de l'analogie avec le muguet. Je dois noter une observation que je crois très-neuve et que j'ai communiquée, dans le temps, au docteur Dagoreau, médecin des épidémies de l'arrondissement, qui a dû la consigner dans son rapport à l'Académie de médecine. Sur les malades atteints de cette angine, j'ai constamment observé la présence sur le nez (de la racine à la pointe et sur les ailes) d'un érythème d'un rouge plus ou moins foncé, éruption particulière, dont la rougeur croissait avec l'intensité de l'angine, pâlissait à mesure que celle-ci déclinait, et se terminait par désquamation. Ce fait, bien des fois observé, s'est montré d'une manière constante. Depuis lors, j'ai souvent constaté ce phénomène accompagnant le muguet ultime de certaines affections graves, ainsi que dans bien des cas d'angine pseudo-membraneuse.

Mon traitement s'est composé de purgatifs au début, des opiacés intus et extra, unis aux extraits de ratanhia et de cachou et au sous-nitrate de bismuth, tisane de riz et quinquina vineuse, bouillon gras, pas de diète absolue, lavements à l'amidon et au diascordium, bains prolongés. Le borax, dirigé contre l'angine, m'a le mieux réussi ; le chlorate de potasse, le perchlorure de fer, les cautérisations étaient restés sans succès. L'opium, uni à l'iodure de potassium et les diurétiques, m'ont été utiles dans les affections rhumatoïdes, ainsi que les fumigations de benjoin.

En résumé, cette épidémie a été longue, elle a sévi généralement, elle a été mortelle pour les enfants et les vieillards, moins pour les adultes. Les hommes, d'après mes relevés, ont fourni plus de victimes que les femmes. Les convalescences longues, difficiles, ont réclamé l'emploi des toniques, une alimentation réparatrice, prudemment dirigée, et des soins hygiéniques.

La nature de cette maladie m'a semblé être une intoxication miasmatique, qui aurait, à mon avis, une parenté assez rapprochée de l'intoxication palustre, surtout quand on voit près de la dyssenterie l'existence concomittante de nombreux cas de fièvres, à types divers, observés durant le même temps. Un fait digne de remarque, c'est que, partout, l'épidémie a sévi bien moins sur les indigents que sur les cultivateurs ou journaliers qui avaient fait la moisson, soit au pays, soit dans la Beauce.

L'épidémie de 1859 a présenté, dans notre pays, une marche et des allures très-ressemblantes à celles de l'épidémie de 1779, qui ravagea notre contrée et qu'a fort bien décrite

M. Vétillart, dans un petit *Mémoire* que le hasard m'a fait tomber dans les mains. On est surpris de trouver dans cet opuscule le germe des idées thérapeutiques que plus tard devaient proclamer Bretonneau et ses élèves dans le traitement de la dyssenterie.

J'ai oublié de signaler, parmi les faits curieux soumis à mon observation, une stomatite particulière, que j'ai vue paraître à la suite de l'abus des fruits rouges. Chez beaucoup de sujets (adultes et enfants) la langue, le palais et la muqueuse buccale étaient dépouillés de leur épithélium, affection douloureuse, fréquente et peu grave.

SAINT-GERVAIS-DE-VIC.

Saint-Gervais-de-Vic, à 4 kilomètres de Saint-Calais, est borné au nord par Saint-Calais et à l'est par Savigny (Loir-et-Cher), au sud par La Chapelle-Huon et Cogners; au nord-ouest par Sainte-Cérotte. Cette commune a une forme très-irrégulière, se rapprochant d'une ellipse s'allongeant du nord-ouest au sud-est. Le bourg, dans une position charmante, est placé vers le centre de la commune, se rapprochant du nord et du nord-est. Cimetière insuffisant autour de l'église, environné d'habitations, condamné par les habitants et par le conseil d'hygiène et subsistant, quand même, malgré ses émanations infectes, par les temps bas, orageux, avec vents du sud.

L'Anille, sur la rive droite de laquelle se trouve le bourg, traverse la commune du nord au sud. Le ruisseau de Pouance l'arrose de l'ouest à l'est et se jette dans l'Anille au-dessous du bourg. L'Hédonne coule à la limite sud de la commune et va se jeter aussi dans l'Anille.

Sol très-ondulé, coupé du nord au sud par la vallée de l'Anille et les deux collines qui en limitent le cours; vallée dans laquelle viennent s'ouvrir les vallons arrosés par les ruisseaux que nous venons de citer.

Terrain composé de grès vert et de craie-tuffeau, recouvert par l'argile jaune à nodules siliceux. La marne blanche s'exploite sur ce territoire. Superficie variée, argileuse, argilo-calcaire, argilo-siliceuse et caillouteuse, produisant des céréales, des prairies jadis humides et médiocres, aujourd'hui assainies par le drainage et de bonne qualité. Commerce agricole, fabrication de cotonnades, fours à chaux et à briques. Depuis quelques années, fabrique de briques, suivant la méthode belge, sans four spécial, sans bois ; en plein air, au moyen de couches de charbon interposées à des lits de briques.

Aisance générale. Population agricole intelligente et assez avancée. 590 habitants, en moyenne 22 indigents, presque tous vieillards ou infirmes. Aussi, ai-je surtout eu à observer, dans cette commune, des maladies chroniques et séniles (affections organiques du cœur et de l'estomac).

Pas d'endémies dessinées, sauf des angines diverses, dues, sans doute, à l'humidité et aux brouillards qui règnent constamment dans la vallée. C'est sur les hauteurs et sur la rive gauche de l'Anille que je les ai toujours observées.

Pas d'épidémies sérieuses ; tandis que, en 1859, tout le pays environnant était envahi par la dyssenterie, je n'en ai pas vu à Saint-Gervais-de-Vic. Peut-être cela tient-il aux conditions hygiéniques rendues meilleures par l'aisance des habitants.

J'ai vu la coqueluche en 1862, la varioloïde et quelques cas d'angine couenneuse en 1863.

Du reste, Saint-Gervais-de-Vic est si près de Saint-Calais, qu'il a toujours, par contiguité, reçu la visite des petites épidémies infantiles que nous y avons signalées.

Mes documents sur cette commune paraîtront sans doute fort écourtés. On se l'expliquera, lorsqu'on saura que cette commune est tout à fait en dehors de mon exercice. Je n'y avais d'autres rapports que ceux que me donnait mon titre de médecin officiel, dont je me suis démis depuis.

VALENNES.

A 11 kilomètres de Saint-Calais, cette commune est bornée au nord par Vibraye et Souday (Loir-et-Cher), à l'est par Souday et Baillou (Loir-et-Cher), au sud par Rahay, à l'ouest par Berfay et Vibraye. Elle forme une espèce d'ellipse ou ovoïde s'étendant du nord-nord-est au sud-ouest; sur 7 kilomètres de diamètre central, pour une largeur de 3 à 4 kilomètres.

Le bourg est situé vers le tiers sud du diamètre longitudinal et à peu de distance de la limite orientale, non loin de la rive droite de la Braye, sur un plateau en pente un peu plus élevé que la vallée, arrosée par cette rivière.— Il est bien bâti, propre et bien aéré.

La Braye traverse la commune du nord au sud, en la divisant en deux parties inégales, dont 1/4 occupe la rive gauche. Les ruisseaux de Boutri et de Fresné la parcourent en venant de Berfay, le premier de l'ouest à l'est, le second du nord-ouest à l'est-sud-est; ils se réunissent à l'est un peu au-dessous du bourg, pour aller se jeter dans la Braye.

Surface inégale, vallées à l'aspect sauvage, passablement boisées, terrain secondaire supérieur crétacé, formant le bassin de la Braye ; grès vert fort dur ; dans quelques parties, marne blanche, minerai de fer jadis exploité, aujourd'hui abandonné. Sol argilo-sablonneux et caillouteux, ensemencé de céréales; bois, prairies jadis mauvaises, humides, aujourd'hui excellentes par suite du drainage opéré sur une large échelle par M. Dugrip, dont l'exemple a été suivi. Extraction de la marne pour amender les terres.

Fabrication de toiles, de tiretaines et surtout de corsets pour Paris et l'exportation. Commerce agricole. J'ai trouvé dans tous les auteurs de statistique du département (Pesche et Cauvin) le fait suivant : « Les habitants, pour teindre le fil « en noir, se servent du procédé suivant : après avoir trempé « le fil dans un bain d'eau et de sciure de bois, ils l'expo-

« sent dans des mares boueuses, » sortes de cloaques qui produisent des effluves auxquels les auteurs précités attribuent toutes les fièvres et les maladies auxquelles les Valennois sont fort sujets. Or, ceci est faux, ou si cela a pu être vrai à une certaine époque, ce ne l'est plus aujourd'hui. Il n'y a pas de cloaques et le procédé signalé consiste à faire bouillir le fil dans un bain d'eau et de sciure de chêne. On le plonge ensuite dans des tonneaux qui renferment une boue ferrugineuse que l'on va puiser dans les rigoles ou sangsues des prés.

Pendant neuf ans, je n'ai pas vu de cas de fièvres dans le bourg, ni du reste aucune maladie frappant particulièrement la population. Longtemps, je l'ai écrit et proclamé, Valennes était pour moi une localité fort saine, pour des motifs que j'expliquerai plus loin. On lit pourtant, dans le *Dictionnaire* de Pesche, que « le vallon de la Braye est sujet aux épidé- « mies, aux fièvres adynamiques, aux catarrhes pulmonaires « affectant un caractère endémique, attribué à une atmo- « sphère humide et molle, due au défaut d'écoulement de cette « rivière. Beaucoup de familles, ajoute-t-il, sont atteintes de « scrofules, d'ulcères aux jambes, d'ophthalmies rebelles, de « dartres. Cette contrée, de Vibraye à Bessé, ne présente au « recrutement que des sujets dont l'accroissement est prodi- « gieusement retardé et l'aspect d'une espèce dégénérée. » Je ne sais où l'auteur du *Dictionnaire de la Sarthe* a puisé ses données. Si pour le recrutement, cela peut s'appliquer à Bessé, Savigny-sur-Braye et Sargé (Loir-et-Cher), cela ne dépend pas de la Braye ni de son atmosphère. On pourrait en accuser bien plutôt le métier du tisserand, dont l'énergie s'étiole dans des caves humides, mal éclairées, et à bien d'autres conditions hygiéniques mauvaises. Pour les épidémies, la position des bourgs de Bessé et de Savigny, dans des amphithéâtres éloignés du courant de la vallée, explique la fréquence et le prolongement de ces mal-aria. Je ne puis accuser, pour Valennes, le vallon de la Braye d'être une cause d'insalubrité. J'ai vu, maintes fois, des maladies puisées à des sources voisines d'infection venir s'y éteindre sans se propager. La population valennoise est loin d'être aussi disgraciée que l'a voulu dire Pesche ; depuis douze ans, je lui ai vu fournir des contingents fort respectables. Si les habitants du bourg (particulièrement les tisserands) sont petits, délicats, la population agricole est forte et robuste. 1,090 habitants, en moyenne 70 indigents.

Valennes, comme bourg, ne laisse rien à désirer; un peu plus élevé que la vallée de Braye, il est construit au point de jonction de deux vallons profondément encaissés, étroits, véritables ventilateurs : l'un, le Gué-aux-Biques, sillonné par le Fresné, au sol humide, un peu marécageux, présente souvent des affections palustres et rhumatismales : l'autre, venant de Berfay, arrosé par le Boutri, qui, souvent à sec l'été, laisse des flaques d'eau stagnante et donne ainsi lieu à des effluves maremmatiques. C'est, suivant moi, la partie la moins salubre de la commune; aussi, cette vallée et ce cours d'eau méritent-ils une étude toute particulière. Le bourg de Valennes ne peut être longtemps soumis à une mal-aria quelconque, balayé, qu'il est, par le grand courant du val de Braye. Si, par hasard, ce dernier venait à y apporter des miasmes, ils seraient repoussés par les deux courants venant des deux vallons cités ci-dessus. C'est à cette disposition que j'attribuais la salubrité de Valennes ; j'avais compté sans le Boutri, qui, depuis trois ans, est, pour le bourg, la seule et unique cause d'insalubrité. Son étude intéresse Valennes en même temps que Berfay.

Le ruisseau de Boutri mérite, l'hiver surtout, le nom de torrent ; il prend sa source sur la commune de Berfay, près la cour des Deffais, un peu au-dessus de l'ancien étang du même nom. Il tire surtout son origine des eaux qui s'écoulent des bois Clairs. Il se porte au sud, puis, s'incurvant au nord, près le lieu de la Fripperie, traverse une lande située sur le chemin de Semur, qui le franchit sur un pont, puis revient au sud, arrive au bourg où, renforcé du trop plein de la fontaine Saint-Pierre, et par quelques filets venant des collines qui resserrent ses rives, il forme un duit, pour le lavage du linge: duit longtemps l'objet de mes récriminations, qui a été nettoyé et complétement assaini.

Il y a sept ou huit ans, ses exhalaisons étaient telles, que j'ai ouï dire à toutes les femmes du bourg que, lorsqu'elles allaient laver leur linge, le matin ou le soir, l'odeur les suffoquait à ce point de leur donner un malaise extrême avec vertiges, etc.; tout cela a changé. Le Boutri, après avoir traversé le bourg, prend son cours directement à l'est et gagne le territoire de Valennes, au bas du coteau sur lequel se trouve le hameau de la Renardière; il coule toujours à l'est au fond d'un vallon profond et très-resserré, longe l'extrémité du bourg, et va se perdre au-dessous dans le Fresné, peu avant la jonction de celui-ci avec la Braye. Le parcours total est de 8 kilomètres et demi sur les deux communes.

Le Boutri est souvent à sec durant l'été, mais jamais complétement. Ses allures torrentueuses pendant l'hiver et au printemps ont accumulé les pierres dans bien des endroits et creusé dans d'autres des trous où séjournent toujours des flaques d'eau. Ces eaux croupissent l'été; et de là, à l'automne, dans ces vallons étroits, des brumes chargées de miasmes éminemment nuisibles. Aussi les affections palustres, à types divers et à formes variées, depuis la fièvre larvée jusqu'à la cachexie, sont-elles fréquemment observées chez les riverains, tout en l'étant moins dans le bourg de Berfay depuis la réparation et le nettoyage du duit. C'est encore dans son voisinage que se sont montrées les affections pseudo-membraneuses qui, selon moi, ont une parenté d'origine très-rapprochée avec les affections palustres, comme je l'ai ci-dessus indiqué.

Valennes n'a d'autre cause d'insalubrité à signaler que le voisinage du Boutri; c'est là que j'ai observé les seuls cas (peu nombreux du reste) d'angine maligne que j'ai eus à soigner depuis douze ans, cas tous localisés dans les hameaux de la Vésinière et de la Renardière. J'ajouterai que c'est sur ses rives, et dans les rues du bourg rapprochées de ce ruisseau, que j'ai vu se localiser la scarlatine lors de l'épidémie de 1862. Enfin, depuis trois ans, à la suite du nettoyage de ce cours d'eau, lors de la construction d'un pont dans le bourg, je n'ai cessé d'avoir à traiter des cas nombreux de fièvres intermittentes chez les familles riveraines, cas d'une ténacité remarquable, à types tierce et quarte. On les coupe pour 15 à 20 jours ; elles reparaissent sans cesse. Le sulfate de quinine a dû être mis de côté, le quinquina a été plus heureux : et surtout le vin préparé suivant la formule de Séguin, avec cette modification que je fais épuiser la poudre de quinquina dans l'appareil à déplacement.

Le Boutri pourrait peut-être encore avoir à répondre des nombreux cas de rhumatisme articulaire aigu, peu francs dans leur marche, qui se sont montrés en 1868, tous exclusivement dans son voisinage. Mais là, faudrait-il plutôt accuser l'humidité qu'il entretient dans les habitations riveraines que les miasmes palustres.

Par les années sèches et chaudes comme l'an dernier, les habitants ont encore accru les sources d'émanations en faisant des retenues d'eau pour l'arrosage de leurs jardins. Je crois que le curage de ce ruisseau, consciencieusement et simultanément fait par les deux communes de Berfay et de Valennes, suffirait pour faire disparaître cette cause réelle d'insalubrité. Le conseil d'hygiène, par moi saisi et sur mon rapport, a bien voulu appuyer cette question auprès de M. le Préfet ; je ne me lasserai pas de réclamer et j'espère que j'aurai satisfaction sur ce point, de même que j'ai vu toutes mes réclamations semblables accueillies par l'autorité. Heureux, si mes conseils, si bien entendus de l'autorité, l'avaient été de même par les particuliers, en ce qui concerne l'assainissement de leurs habitations. Mais il faut du temps pour combattre la routine et l'incurie ; pour faire cesser, par exemple, la stagnation des eaux et l'emplacement des fumiers à la porte des habitations.

Les tableaux suivants renferment la statistique des méfaits du Boutri dans les deux communes :

BERFAY.

Population indigente (moyenne de 11 ans) : 60 par an.

	AFFECTIONS PALUSTRES DIVERSES				ANGINE COUENNEUSE				
ANNÉES.	TOTAL des CAS OBSERVÉS.	RIVES du BOUTRI.	LIEUX DIVERS.	TOTAL	TOTAL des CAS OBSERVÉS.	RIVES du BOUTRI.	LIEUX DIVERS.	TOTAL	OBSERVATIONS.
1858	15	12	3	15	3	3	»	3	
1859	14	8	6	14	»	»	»	»	
1860	8	4	4	8	»	»	»	»	
1861	4	3	1	4	3	2	1	3	
1862	5	4	1	5	»	»	»	»	
1863	2	2	»	2	1	»	1	1	
1864	3	2	1	3	»	»	»	»	
1865	»	»	»	»	»	»	»	»	
1866	2	»	2	2	»	»	»	»	
1867	1	1	»	1	»	»	»	»	
1868	6	4	2	6	»	»	»	»	
TOTAUX.	60	40	20	60	7	5	2	7	

Si 1859 et 1861 ont eu plus de fièvres, cela doit s'expliquer par les coupes faites les années précédentes ; je tiens plus encore à noter cette circonstance pour les affections couenneuses. Depuis lors, plus de coupes, aussi ont-elles disparu. Les duits refaits et nettoyés doivent aussi être pris en considération pour la diminution des cas de fièvres en 1864-65 et années suivantes. Je n'ai pas vu que les diverses épidémies se soient abattues sur les riverains plutôt qu'ailleurs. En 1868, j'ai vu là deux cas de fièvre pernicieuse (les seuls en 12 ans), dont un suivi de mort.

VALENNES.

Population indigente (moyenne de 11 ans) : 70 par an.

ANNÉES.	AFFECTIONS PALUSTRES DIVERSES				ANGINE COUENNEUSE				OBSERVATIONS.
	TOTAL des CAS OBSERVÉS.	RIVES du BOUTRI.	LIEUX DIVERS.	TOTAL	TOTAL des CAS OBSERVÉS.	RIVES du BOUTRI.	LIEUX DIVERS.	TOTAL	
1858	13	4	9	13	»	»	»	»	
1859	8	8	»	8	»	»	»	»	
1860	1	1	»	1	»	»	»	»	
1861	1	»	1	1	1	»	1	1	
1862	2	1	1	2	»	»	»	»	
1863	»	»	»	»	5	5	»	5	
1864	»	»	»	»	»	»	»	»	
1865	»	»	»	»	»	»	»	»	
1866	»	»	»	»	»	»	»	»	
1867	4	4	»	4	1	1	»	1	
1868	6	6	»	6	»	»	»	»	
TOTAUX.	35	24	11	35	7	6	1	7	

Toutes les épidémies qui ont sévi depuis douze ans dans la commune de Valennes ont porté de préférence sur la vallée du Boutri, excepté la variole qui s'est cantonnée du côté de Souday, à l'extrémité nord de la commune. En 1859, dyssenterie.—En 1860, rougeole.— En 1862, scarlatine, oreillons, coqueluche. — En 1863, la grippe. — En 1867, les oreillons, puis de nombreux cas de fièvre, seulement dans la traverse du bourg biannée pour la construction d'un pont, les boues ayant longtemps séjourné. En 1868 et jusqu'à présent en 1869, continuation des fièvres, le lit étant à peu près à sec.

Bien que les tableaux qui précèdent ne contiennent que les cas observés sur les indigents, nous pensons qu'ils sont bons à consulter et justifient les accusations que nous ne cessons et ne cesserons de porter contre le ruisseau de Boutri.

Pour le reste de la commune, je maintiens que c'est une des plus saines du pays. J'ai vu la dyssenterie s'arrêter sur les plateaux culminants qui avoisinent le bourg et n'y pas descendre.

Les affections chroniques (névralgies, rhumatismes) dominent; la chlorose, l'aménorrhée y sont fréquentes. Pas d'endémies spéciales. En douze ans, 4 ou 5 cas de fièvre typhoïde disséminés, tous apportés de Souday ; même observation pour la variole. Beaucoup d'affections organiques du cœur et des organes de la digestion, principalement dans le vallon du Gué-aux-Biques.

Les affections palustres, aujourd'hui communes dans le bourg, ne se rencontraient autrefois que dans le voisinage des portions boisées. Du reste, on vit très-vieux à Valennes ; les octogénaires y sont nombreux. Le chiffre de la mortalité y est très-peu élevé. On meurt plus souvent de vieillesse que de maladie.

La phthisie, les scrofules surtout, sont fort rares. Le lymphatisme avec toutes ses manifestations est assez commun.

Les épidémies, légères presque toutes, que j'ai eues à constater, ont été la grippe en 1858, la variole apportée de Souday, mais rapidement éteinte ; la dyssenterie ; la fièvre que j'ai décrite et proposé d'appeler fièvre estivale, en 1859 ; la rougeole en 1860. Des varicelles en 1861 ; la scarlatine, la coqueluche et les oreillons en 1862 ; la coqueluche, la grippe, l'angine couenneuse localisée dans le vallon du Boutri en 1863 ; la dyssenterie localisée au hameau des Boulardières, l'ictère, puis la scarlatine en 1864 ; la variole en 1865, épidémie partie de la commune de Vancé, qui durant deux ans a cheminé en faisant des victimes à Cogners, Evaillé, Ecorpain,

Montaillé, Conflans, puis Berfay (région des bois), et de là, puisée et importée à Valennes, par un garçon de moulin qui allait chercher le grain à moudre dans chaque maison pour l'y rapporter en farine. Il n'y a eu, à ma connaissance, qu'un seul décès, suite d'imprudence. Il m'a été difficile d'étudier la marche de cette épidémie, et surtout de savoir la direction qu'elle a prise en s'éloignant, vu qu'elle a sévi sur les confins de Loir-et-Cher, partie de la commune où toute la médecine est faite par les médecins de Mondoubleau. Vers la fin de 1867, rougeole bénigne qui a continué en 1868. Elle a disparu complétement pendant quelques semaines pour reparaître dans le bourg, ramenée par un enfant qui l'avait été prendre à Rahay, localité voisine envahie postérieurement; affection bénigne sévissant d'abord sur les enfants et plus tard sur les adultes.

L'aisance est générale dans cette commune. Sa population est tranquille, son caractère distinctif est la résistance à tout ce qui est prescrit. Le braconnage en matière de chasse et de pêche n'a peut-être pas là d'autre mobile que l'attrait du fruit défendu. C'est encore pour cela que, depuis douze ans, je lutté en vain contre la répulsion pour la vaccine. L'assistance se fait sur une large échelle, les pauvres reçoivent des secours de tout genre. Des sœurs de charité prêtent au médecin le concours le plus zélé et le plus intelligent.

L'instruction est peu en faveur, surtout parmi les fermiers. Valennes est en retard de beaucoup sur Berfay ; aussi la population est-elle encline à croire au merveilleux, à l'absurde. La sorcellerie est article de foi dans le pays et les maladies sont-elles le plus souvent attribuées à cette seule cause. En 1860, la grêle désola une portion du pays; je fus consulté très-sérieusement par de gros bonnets de l'endroit à cette fin de savoir si l'on pouvait faire tomber la grêle là où l'on voulait, le tout parce que l'on croyait voir, dans le fléau, le résultat de menaces (imprudentes formes de discours) tombées de la bouche d'un missionnaire plus zélé qu'adroit. Certains même prétendaient l'avoir vu dans la nuée (*sic*). — Malgré le dépit qu'en ressentirait un Valennois, ce n'est pas à Berfay que l'on croirait à de pareilles stupidités. On y croit beaucoup à la science des rebouteurs, des jugeurs d'eau. Mais il faut voir, là surtout, un symptôme du caractère défiant de l'habitant des campagnes. Le médecin est un monsieur. Les charlatans sont des paysans comme leurs consultants. Combien de fois ne leur ai-je pas entendu dire : nous savons bien que le jugeur ne sait pas guérir ; mais il vous dit bien le mal qu'on a dans le corps ! Ceci prouve qu'il sait faire causer ses clients ; par lui ou par des affidés, le madré compère sait fort bien leur arracher leurs secrets. Mais on ne croira pas aux sorciers, aux envoulteurs ; on ne fera pas venir à chers gages un saltimbanque qui, après une foule de momeries, vous adressera, vu son incompétence, au grand sorcier de France !!! C'est incroyable, à notre époque, et pourtant je l'ai vu. Plusieurs riches fermiers ont quitté le pays pour se rendre à Paris où réside cet archi-suppôt de l'enfer !! On fera des difficultés pour appeler un médecin, mais on n'hésitera devant aucun sacrifice pour honorer le charlatan.

Ici se termine le résumé des douze années de mon exercice de la médecine des pauvres dans ma circonscription. Qu'il en soit fait autant pour chacune de celles qui divisent le département, et de ces matériaux infimes, réunis, sortira l'histoire et la géographie médicales de la Sarthe. Et qui sait si l'élan une fois donné, et l'exemple suivi par tous les départements, on ne pourrait fonder l'espoir de voir un jour établir la topographie médicale générale de la France !

(Extrait du *Bulletin de la Société d'Agriculture, Sciences et Arts de la Sarthe.*)

Le Mans. — Typ. Ed. Monnoyer. — Juillet 1870.

www.ingramcontent.com/pod-product-compliance
Ingram Content Group UK Ltd.
Pitfield, Milton Keynes, MK11 3LW, UK
UKHW020359250726
13967UKWH00005B/2379